MÉTHODES THÉRAPEUTIQUES
ANTIPARASITAIRES

ET

THÉRAPEUTIQUE HYDRO-MINÉRALE

ROLE ANTIPARASITAIRE DES SILICATES ALCALINS

DANS LES EAUX THERMALES

De SAIL-LES-BAINS (Loire)

PAR LE

Dr HUGUES
Ancien interne des Hôpitaux de Lyon.

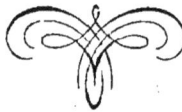

LYON

ASSOCIATION TYPOGRAPHIQUE

Rue de la Barre, 12. — F. PLAN, directeur.

—

1887

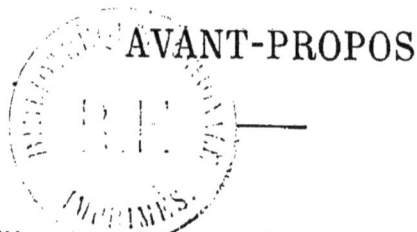

AVANT-PROPOS

A l'inverse de ce qui se fait habituellement, nous donnons en tête de ce travail les conclusions qui en découlent. Ceci a plusieurs avantages : ceux à qui le temps ne permet pas de se livrer à de longues lectures trouveront exposées en quelques lignes les idées principales du sujet ; ceux que les études de parasitisme intéressent ne seront pas arrêtés par des détails qui pourraient leur paraître de peu d'importance s'ils n'avaient entrevu d'avance le but vers lequel l'auteur doit les conduire.

CONCLUSIONS

1° La vaccination au moyen des virus atténués est, parmi les méthodes thérapeutiques antiparasitaires, celle qui a donné les résultats les plus rapides et les plus brillants.

2° Mais, soit que le principe d'immunité par la vaccination rencontre des exceptions, soit que les nouveaux virus se prêtent moins bien à la transformation vaccinale, cette méthode est momentanément arrêtée dans ses progrès.

3° Au contraire, les essais de la méthode d'antisepsie interne ou méthode de stérilisation de l'organisme, qui n'avaient pas été suivis d'abord de résultats décisifs, sont repris à nouveau. Il en est de même des applications locales d'antiseptiques.

4° En France, ces méthodes produisent des résultats encourageants, notamment dans les pneumonies, les tuberculoses locales, les adénopathies tuberculeuses et les inoculations expérimentales du bacille de la tuberculose concomitantes avec les traitement à l'iodoforme, au sulfure de carbone et au tannin.

5° L'étude expérimentale et anatomo-pathologique des lésions produites par les bactéries et de la résistance de l'organisme à l'envahissement parasitaire conduit à une méthode nouvelle qu'on peut appeler *méthode auxiliaire de résistance de l'organisme à l'envahissement des agents pathogènes*, méthode qui répond à l'idée de *nature médicatrice*, en honneur dans certaines écoles.

6° Le nombre des maladies reconnues parasitaires augmentant tous les jours, et la plupart d'entre elles étant tributaires des eaux minérales, on comprend l'intérêt qui s'attache à l'application des méthodes antiparasitaires en hydrologie thermale.

7° Il ne saurait être question ici de la méthode de vaccination au moyen des virus atténués ; les méthodes d'antisepsie interne et externe, et la méthode auxiliaire de résistance de l'organisme à l'envahissement des agents pathogènes y trouvent au contraire de larges applications.

8° L'antisepsie interne et externe s'exerce au moyen des agents chimiques qui entrent dans la composition des eaux minérales.

Parmi ces agents, ceux qu'on remarque à faible dose (baryte, strontiane, zircone, titane, silice, silicates, etc, etc...) ne sont pas des quantités négligeables au point de vue antiparasitaire ; l'expérience de Raulin sur l'*Aspergillus niger* est sur ce point des plus instructives.

9° La méthode auxiliaire de résistance de l'organisme à l'envahissement des bactéries trouve de puissants moyens d'action dans la gamme thermique très étendue que possède chaque station thermale, dans les douches, massage, gymnastique, action du grand air, de la grande lumière de la campagne, en somme dans toute la série des moyens dits adjuvants qui concourent à réveiller les fonctions, à donner de l'impulsion à l'économie et finalement à fortifier les cellules fixes et les leucocytes, éléments anatomiques auxquels est dévolu le premier rôle dans la lutte antibactéridienne.

10° La température de 45 à 46 degrés centigrades est une température élective ; elle favorise au maximum l'activité des leucocytes, suivant les recherches de Metschnikoff.

11° Les méthodes thérapeutiques antiparasitaires n'introduiront peut-être pas en apparence de grandes modifications dans les pratiques thermales ; en réalité, il y aura des explications, des vues, des principes nouveaux qui règleront la conduite des traitements ; les nuances insensibles qu'ils apporteront feront souvent varier du tout au tout la portée de ces traitements et les résultats thérapeutiques eux-mêmes.

12° Les eaux silicatées de Sail-les-Bains (Loire) sont antifermentescibles ; leur étude se trouve actuellement engagée dans la voie inaugurée par Pasteur et son École ; les résultats pratiques paraissent influencés par l'application des méthodes thérapeutiques antiparasitaires (*herpétisme, irritation du col utérin, affections dyscrasiques, en général tout travail irritatif suspecté de parasitisme*).

MÉTHODES THÉRAPEUTIQUES ANTIPARASITAIRES

ET

THÉRAPEUTIQUE HYDRO-MINÉRALE

Rôle antiparasitaire des silicates alcalins dans les eaux de Sail-les-Bains (Loire)

I

Mouvement scientifique actuel autour des méthodes thérapeutiques antiparasitaires. — L'avénement des doctrines microbiennes, en bouleversant les idées étiologiques des maladies infectieuses, a, du même coup, découvert des perspectives inattendues à la thérapeutique.

Les méthodes anciennes de traitement ont dû, bon gré mal gré, admettre sur le même rang qu'elles les méthodes nouvelles qui, dégagées de tout penchant métaphysique, érigées, au contraire, sur des faits purement expérimentaux, se recommandaient de bonne heure par des succès étonnants.

L'antisepsie externe avec le pansement de Lister a été le premier essai de thérapeutique antiparasitaire.

Puis est venue la méthode des vaccinations au moyen

des virus atténués pour prévenir les maladies et même pour les guérir dans leur état d'incubation.

Mais l'espoir qu'on avait eu d'étendre cette méthode à toutes les maladies infectieuses ne paraît pas devoir se réaliser de sitôt ; soit que le principe d'immunité par la vaccination rencontre des exceptions, soit que les nouveaux virus se prêtent moins bien à la transformation vaccinale, cette méthode est momentanément arrêtées dans ses progrès.

Tous les virus, en effet, ne sont pas maniables comme ceux du charbon et de la rage.

Le bacille de la tuberculose vulgaire, pour la culture duquel les procédés de la technique les plus perfectionnés ont été mis en œuvre, n'a pu se présenter à l'état inoffensif. Il en a été de même du virus des tuberculoses locales avec Martin, Parrot et Falk, et du virus des tuberculoses plus bénignes encore, de la tuberculose zoogléique de MM. Malassez et Vignal.

Tous les virus tuberculeux, quel que soit leur état, quelque soit leur origine, engendrent chez les animaux des tuberculoses généralisées, rapides, en somme, presque toujours plus virulentes.

Arrêtés de ce côté par une barrière infranchissable, force a bien été aux expérimentateurs de chercher une autre voie.

Heureusement que les études de bactériologie nous enseignent qu'il existe encore d'autres moyens pour s'opposer à l'action nocive des microbes.

Si dans un liquide de culture on introduit des agents spéciaux, des antiseptiques, certains microorganismes ne se reproduisent plus, ils meurent, ils disparaissent enfin.

Pourquoi ne pas s'efforcer de réaliser ces mêmes conditions dans l'économie? De là, la méthode d'antisepsie interne ou méthode de stérilisation de l'organisme.

Les essais tentés d'abord par cette méthode n'avaient pas été suivis de résultats décisifs et l'on disait: L'organisme vivant n'est pas un vase de laboratoire, les expériences de culture sont trop éloignées des conditions de pullulation du bacille dans l'économie ; une substance donnée, mise dans un bouillon, conserve ses propriétés et sa puissance ; introduite dans l'organisme, elle subit des oxydations, des décompositions multiples qui peuvent atténuer ses propriétés antizymotiques au point de les annuler.

On citait l'acide phénique qui se dédouble dans l'économie, et la salicine qui se dédouble en composés secondaires et en acide salicylique. L'on ajoutait encore : Oui, l'on pourra peut-être tuer le microbe, mais on n'arrivera à ce résultat qu'avec de fortes doses d'antiseptiques, et en même temps qu'on tuera le microbe, on mettra fin à l'organisme vivant.

Tous ces raisonnements sont plus subtils que fondés et, malheureusement, ils ont quelquefois la réputation de partir d'une opposition plus systématique que scientifique.

Au milieu de la vaste question d'antisepsie interne et externe, ils visent quelques cas particuliers d'observation de laboratoire et des faits forcés d'expérimentation animale qu'on se garderait bien de reproduire sur l'homme malade.

Non! Depuis qu'il est admis que les maladies infectieuses reconnaissent pour cause un agent spécifique, la recherche des remèdes spécifiques est tout à fait rationnelle.

La méthode d'antisepsie interne et externe doit se débarrasser de toutes les entraves dont on entoure ses premiers pas, et regarder avec confiance autour d'elle;

Elle reconnaîtra des antiseptiques d'ancienne date : le quinquina et le sulfate de quinquina dans les fièvres paludéennes et le mercure dans la syphilis ; l'acide salicylique, d'innovation récente dans le rhumatisme articulaire aigu, et le calomel que l'école allemande élève presque à la hauteur d'un spécifique lorsqu'il est administré au début de la fièvre typhoïde.

Sous l'impulsion de M. le professeur Verneuil, l'école française de bactériologie se multiplie, se presse en ce moment autour de la question de la tuberculose, et c'est avec l'antisepsie interne et externe qu'elle attaque le bacille de Koch.

Les travaux qui partent de ce mouvement scientifique méritent d'attirer un instant l'attention.

M. Verneuil, depuis longtemps, a été frappé de ce fait que les tuberculoses localisées comme les ostéo-arthrites, les abcès ossifluents, les coxalgies anciennes, les abcès froids ganglionnaires, les ganglions strumeux, les tubercules de l'épididyme aboutissent souvent à la généralisation tuberculeuse à la suite d'opérations comme incisions, râclages, évidement, ruginations, résections, etc...

Pour expliquer cet accident, il pense que les microbes captifs *loco dolenti*, étant mis en liberté par le traumatisme, pénètrent dans le torrent circulatoire et vont s'arrêter dans divers organes : méninges, poumons, séreuses, et y forment des dépôts secondaires plus ou moins nombreux et importants.

Pour éviter ces effets d'auto-inoculation, M. Verneuil

commence par faire l'antisepsie interne en prescrivant l'iodoforme à l'intérieur : 5 centigrammes pour les enfants, 15 centigrammes poar les adultes. Au bout d'un certain temps, il examine les urines et si elles représentent la réaction caractéristique avec l'acide nitrique et le chloroforme, il procède à l'opération qui consiste d'abord à détruire le virus dans le foyer avec la poudre ou les crayons d'iodoforme, ou l'injection d'une quantité suffisante d'éther iodoformé à 5 %, et ensuite, suivant le cas, à détruire le foyer lui-même.

Hypothèse ou réalité, les faits cliniques, dans les mains de M. Verneuil, sont venus confirmer ces conceptions en apparence tout à fait rationnelles.

M. Verchère, marchant sur les traces de M. Verneuil, obtient actuellement des résultats non moins importants dans les adénopathies tuberculeuses de la région cervicale en injectant dans les ganglions de pleines seringues Pravaz d'éther iodoformé à 10 %.

M. le professeur Lépine a obtenu, de son côté, des résultats encourageants en traitant la pneumonie par les injections de sublimé dans le tissu pulmonaire enflammé.

Si, de la clinique, nous passons dans les laboratoires, c'est M. Gosselin, professeur-suppléant à l'école de médecine de Caen qui, à la suite d'essais infructueux d'atténuation du virus de la tuberculose, entre, pour ses expériences, dans la voie de stérilisation de l'organisme. Si sur un cobaye on pratique une inoculation tuberculeuse et si en même temps on lui administre l'iodoforme, on arrête l'évolution des bacilles. Un cobaye est maintenant au 163e jour de l'inoculation et de son traitement, et il est en très bon état. A la suite de cette observation, M. Gosselin se demande si des bacilles pourront vivre impunément pendant longtemps sur des terrains stérilisés sans disparaître ou au moins sans perdre une grande partie de leur virulence ?

Enfin, MM. Raymond et Arthaud cherchent à leur tour les moyens de rendre l'organisme réfractaire à la tuberculose.

Leurs expériences faites au laboratoire de physiologie générale du Muséum portent sur le sulfure de carbone mis en avant par MM. Dujardin-Beaumetz et Sapelier et sur le tannin employé par MM. Bouley et Gohier contre la morve.

Les lapins tannisés et inoculés résistent jusqu'ici à l'action du bacille de la turberculose, et M. Bertrand, écrivant sa thèse sous l'inspiration des précédents observateurs, nous montre que le tannin donné à la dose de 1 à 5 grammes par jour dans la phtisie pulmonaire jouit d'une efficacité bien supérieure à celle de l'iodoforme et du sulfure de carbone.

A côté de la méthode d'antisepsie interne se place une nouvelle méthode qui est appelée à lui donner la main. Elle est fondée sur la connaissance des lésions produites par les microbes et sur la résistance de l'organisme à leur envahissement.

Virchow a dit :« Ce qu'il faut éclairer avant tout, c'est le combat des cellules contre les bactéries. Deux micro-organismes sont en présence : d'un côté, les éléments vitaux du corps lui-même ; de l'autre les microphytes. Chaque partie a sa vie propre, son activité et ses forces propres. Lequel est l'assaillant ? Comment attaque-t-il ? L'autre, résiste-t-il et comment lequel des deux sera détruit ? Voilà les questions à résoudre. »

Ce combat des cellules et des bactéries a donné lieu aux belles observations de MM. Metschnikoff et Wyssokowitsch.

M. Metschnikoff a constaté que certaines cellules ont la propriété d'absorber et de digérer les substances étrangères en contact avec elles, et il a appelé ces cellules *phagocytes*. L'observation directe lui a montré que, chez les vertébrés, ce sont les globules blancs, les leucocytes qui jouent ce rôle de phagocytes. Leur nombre augmenterait dans les maladies infectueuses, ce qui expliquerait pourquoi la rate et les glandes lymphatiques sont toujours plus ou moins hypertrophiées ou intéressées dans ces maladies.

Si on introduit un corps étranger dans les organes des animaux inférieurs, on voit les cellules amiboïdes qui représentent les leucocytes des animaux supérieurs se réunir en foule autour du point menacé, fusionner souvent entre elles comme pour augmenter leur puissance et constituer des plasmodes (cellules géantes).

M. Metschnikoff a inoculé des grenouilles et des mammifères avec des cultures de charbons atténués par la méthode Pasteur, et il a pu suivre l'absorption et la digestion des bactéries charbonneuses.

Il est bon de noter que les leucocytes ont leur maximum d'activité à 45° ou 46°, ce qui semblerait indiquer que l'hyperthermie de la fièvre est une circonstance favorable dans les maladies infectieuses.

Ces travaux demandent à être poursuivis, tellement leur portée paraît devoir être considérable.

Les stations zoologiques maritimes sont toutes désignées pour ce but. Là, en effet, on se procure aisément des embryons de salamandres, des tritons et autres pe-

tits animaux marins dont les cellules grosses et trans-
parentes se prêtent merveilleusement à ce genre de recherches.

Les stations zoologiques maritimes, qui sont appelées
à rendre de si grands services dans l'étude de la genèse
des cellules et du développement des tissus, ont déjà
largement concouru pour leur part à la découverte des
phénomènes de la division indirecte des noyaux et des
cellules ou karyokinèse. C'est à la faveur de ces études
que, parallèlement aux travaux de Metschnikoff, on a pu
suivre dans les animaux supérieurs les agissements du
bacille de la tuberculose et les combats livrés par les
éléments anatomiques à ce micro organisme.

Les bacilles de la tuberculose, en pénétrant dans l'organisme, cherchent avant tout à s'y multiplier, à y être
en force. Puis, ils entrent dans les cellules fixes qu'ils
irritent; les cellules fixes voisines de celles-ci s'irritent
à leur tour. Ce fait doit être remarqué et doit être
considéré comme un phénomène d'entrainement, une
préparation pour la lutte qui est proche, et qui, suivant le
cas, aboutira à la destruction du bacille ou à la formation d'un tissu fibreux qui formera barrière à ses empiè-
tements.

Cette irritation, en effet, les figures de karyokinèse nous
le démontrent, est nutritive et formatrice et elle abou-
tit à la division indirecte, c'est-à-dire à la multiplica-
tion soit des cellules fixes du tissu conjonctif, soit des
cellules endothéliales des vaisseaux, soit des cellules
épithéliales, sous forme de cellules épithélioïdes volumi-
neuses et de cellules géantes.

Si ces nouvelles cellules ne peuvent ni éliminer, ni
absorber, ni isoler les bacilles, ces derniers se laissent

entraîner par le courant des vaisseaux et s'arrêtent dans les capillaires avant de se répandre autour d'eux. Alors, entrent en ligne de nouvelles recrues, de nouveaux éléments de combat : des parois vasculaires sanguines et lymphatiques altérées sortent par diapédèse des globules blancs migrateurs ou leucocytes qui pénètrent les nodules en voie de formation et les envahissent en grand nombre. Nous savons ce que deviennent ces nodules : ou bien le bacille est détruit par les leucocytes, et le nodule passe à l'état fibreux ou crétacé ; ou bien le bacille est seulement emprisonné, et il y a nécrobiose du nodule et tuberculose locale ; ou bien le bacille vainqueur sur toute la ligne produit la nécrobiose locale et généralise la tuberculose.

Il n'entre pas dans le plan de ce travail de décrire minutieusement les désordres que chaque bactérie produit dans l'organisme. Nous savons, en effet, que tous les microbes n'agissent pas de la même manière : que les uns provoquent des infarctus emboliques, que d'autres disputent l'oxygène aux globules sanguins, que d'autres causent la liquéfaction, la destruction et la putréfaction, que d'autres enfin sécrètent des substances toxiques (ptomaïnes, etc.)

Il nous suffit, pour les conséquences thérapeutiques que nous cherchons à dégager du fond de ces études, de connaître le phénomène général de toute infection bactéridienne qui consiste dans l'irritation nutritive et formatrice des cellules fixes et dans la présence des globules blancs migrateurs autour des micro-organismes, quel que soit le point de l'économie où ces derniers se transportent.

Ces processus réactionnels doivent être considérés

comme des actes de défense de l'organisme, et cette notion n'est pas hypothétique : l'observation directe nous en donne les preuves objectives et, de plus, nous en avons le témoignage clinique dans ces effets si variés que nous constatons à chaque instant en pathologie et que nous mettons avec un sens vague sur le compte de la nature médicatrice, que ce soit des actes de dépuration avec la fièvre et la suractivité des combustions internes, des actes de délitescence dans les inflammations suppuratives, des actes d'immunité ou d'annihilation des agents pathogènes, soit enfin des actes critiques d'élimination des alcaloïdes toxiques.

Ce rôle de défense ressortit donc avec évidence aux cellules fixes et aux globules blancs migrateurs.

Toute méthode thérapeutique érigée sur ce domaine de faits, quels qu'en soient les procédés, aura surtout pour soin de favoriser l'action naturelle des éléments anatomiques, d'augmenter leur résistance vitale et s'il est possible de diminuer en même temps l'activité propre des bactéries ou leur virulence, en transformant le terrain de la lutte au désavantage de ces derniers, et c'est ce qui nous faisait dire plus haut que la méthode d'antisepsie interne pouvait prêter son concours à la méthode que nous appellerons volontiers : *méthode auxiliaire de résistance de l'organisme à l'envahissement des agents pathogènes.*

II

Quels sont les avantages que la thérapeutique hydrominérale est appelée à retirer de l'application des méthodes antiparasitaires ?

Pour montrer l'importance de l'intervention de ces méthodes en clinique thermale, une question préalable demande à être examinée ici.

Quelles sont les maladies que l'on doit regarder comme parasitaires ?

Si on voulait considérer comme maladies parasitaires seulement les maladies dans lesquelles le microorganisme spécifique est rigoureusement démontré d'après les principes formulés par R. Koch, c'est-à-dire celles dont le bacille cultivé à part et inoculé de ses propres cultures reproduit la maladie dont il provient, évidemment les maladies parasitaires seraient réduites à un bien petit nombre : le charbon, la tuberculose et les scepticémies variées.

Il ne saurait être question, dans ce cas, ni du choléra et du bacille-virgule de Koch proclamé par l'école allemande, ni de la fièvre typhoïde et du bacille d'Erberth, et cette réserve s'appliquerait avec plus de raison encore au bacille de la syphilis de Lustgarten et au micro-organisme du rhumatisme.

Mais est-il besoin d'attendre que le contage vivant de certaines maladies infectieuses, épidémiques et contagieuses soit énucléé de sa gangue pour affirmer leur essence parasitaire ?

L'existence des micro-organismes de la variole fait-il l'ombre d'un doute pour personne ? de même pour la rougeole, la scarlatine, etc., et puisque la tuberculose, cette vieille citadelle diathésique n'est plus qu'une simple maladie parasitaire, n'est-il pas permis aussi par induction, par hypothèse scientifique, vraisemblable, si l'on veut, de ranger dans le cadre des maladies parasitaires les autres principales diathèses comme la scrofule, l'herpétisme, l'arthritisme, certaines maladies dyscrasiques, et de suspicionner de parasitisme les maladies à production néoplasique elles-mêmes?

En attendant que les microbes respectifs des maladies infectieuses soient découverts, devons-nous sortir des voies d'application que ces conceptions comportent? Pasteur s'est-il arrêté dans ses expériences sur la rage parce que le micro-organisme de cette maladie était encore inconnu? En supposant même que l'idée de généralisation de parasitisme restât à l'état d'hypothèse, cette idée n'aurait-elle pas rendu déjà un grand service pratique, celui de nous faire sortir du scepticisme thérapeutique où nous a jetés et retenus si longtemps l'école anatomo-pathologique?

A ces différents points de vue, la notion généralisée de parasitisme constitue un progrès, et nous devons la conserver, quelles que soient les critiques qu'on puisse lui adresser.

Les maladies parasitaires occupent donc une place très étendue en pathologie et elles forment, tant par leur nombre que par leur importance, l'appoint le plus riche de la clinique des eaux minérales : tuberculose, scrofule, arthritisme, herpétisme, maladies dyscrasiques, plaies, congestions, irritations, suppurations entretenues par les micro-organismes, etc., etc...

De là, l'intérêt qui s'attache à l'expérimentation des méthodes antiparasitaires en thérapeutique thermale.

A la clarté du mouvement scientifique que nous venons de passer en revue, il nous sera facile de nous rendre compte du mode d'action des eaux minérales dans les maladies parasitaires.

Les eaux minérales agissent : 1° par antisepsie in-

terne et externe ; 2° en fortifiant l'économie et en augmentant la résistance vitale des éléments préposés à la
défense du territoire anatomique.

L'antisepsie interne et externe s'exerce par les agents
chimiques qui entrent dans la composition des eaux
minérales et qui jouissent de propriétés antifermentescibles.

Mais dire que dans les maladies parasitaires les eaux
minérales agissent par les agents chimiques qui entrent
dans leur composition et qui ont des propriétés antifermentescibles, ce n'est pas résoudre la question entière
de l'antisepsie hydrominérale.

C'est tout au plus la poser, aussi bien il serait difficile dans l'état de nos connaissances d'aller au-delà.

Cependant, l'influence féconde des doctrines microbiennes sur toutes les branches de la médecine impose
à la science hydrologique de ne pas différer plus longtemps l'étude des eaux minérales au point de vue antiparasitaire. Il y a là pour elle toute une série de progrès dont elle pourrait tirer profit à bref délai.

Ce travail doit commencer par l'exploration des qua-
lités antiparasitaires des corps qui entrent dans la composition des eaux minérales.

La méthode qui a servi jusqu'ici pour découvrir les
propriétés des différentes eaux, c'est-à-dire l'expérimentation sur l'état physiologique pour en déduire les applications dans l'état morbide, est une méthode sans
valeur en pathologie parasitaire.

L'exploration doit se faire pour chaque corps séparé-
ment dans les milieux de culture bactérienne.

Cette méthode, la seule rationnelle, nous ménage sans
doute bien des surprises.

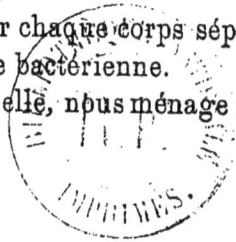

Nous verrons peut-être que les corps massifs, à action forte, irritante, que l'on nomme les composants principaux et auxquels on a l'habitude de rapporter toute l'action curative, devront être réduits à des prétentions plus minimes, que parfois ils pourront être inertes au point de vue antiseptique ou même qu'ils pourront favoriser la pullulation des microorganismes dans les cultures. Par contre, les corps placés actuellement en sous-ordre comme la baryte, la strontiane, la lithine, la zircome, le titane, le nickel, le cobalt, la silice, les silicates pourront avoir une puissance antifermentescible de premier ordre ; et qu'on n'argue pas de la faible dose sous laquelle ils se présentent dans les eaux minérales, qu'ils sont des quantités négligeables, il suffirait alors d'opposer la célèbre expérience de Raulin qui, en ajoutant des quantités infinitésimales de nitrate d'argent au liquide de culture, a empêché la végétation de l'*aspergillus niger*.

C'est de cette exploration faite avec soin et souvent répétée que naîtra la dominante antiparasitaire des différents milieux et que la spécialisation thérapeutique sera déterminée pour chaque eau minérale.

L'antisepsie interne se fera en administrant simplement les eaux à l'intérieur à doses faibles ou fortes' et pendant un temps plus ou moins long, avec ou sans arrêts.

L'antisepsie locale se fera au moyen des bains et principalement des bains à eau courante, des bains de piscine avec mouvements, des irrigations prolongées, des pulvérisations, et la raison en sera que le médicament renouvelé constamment au point de contact assurera à la médication dans son ensemble une action plus large et par conséquent plus active.

Pour satisfaire à la méthode auxiliaire de résistance de l'organisme à l'envahissement des agents pathogènes et qui consiste à fortifier l'économie et à augmenter la résistance vitale des éléments préposés à la défense du territoire anatomique. Les eaux minérales possèdent de puissants moyens d'action.

En tête, se trouve une gamme thermique très étendue, depuis les températures très basses jusqu'à celles qui sont très élevées et que l'on emploie sous forme d'eau froide, d'eau chaude, d'air chaud, de vapeur d'eau en bains, douches froides, chaudes, écossaises ; le massage, la gymnastique, l'action du grand air, de la grande lumière de la campagne complètent, suivant les cas, la série des moyens qui concourent à réveiller les fonctions, à donner de l'impulsion à l'économie, et finalement à fortifier la puissance vitale des cellules fixes et des leucocytes, éléments anatomiques auxquels est dévolue le premier rôle dans la lutte antibactéridienne.

La température de 45° à 46° mérite une mention à part. C'est sous l'influence de cette thermalité que les leucocytes jouissent de leur maximum d'activité, suivant les recherches de Metschnikoff.

N'y a-t-il pas autour de ce foyer d'élection, toute une série de recherches capables d'exercer la sagacité des futurs expérimentateurs.

Ainsi, pour ne donner qu'un aperçu : le rhumatisme guérit dans toutes les eaux thermales indifféremment ; il n'y a pas lieu d'invoquer ici l'action des eaux en traitement interne. Ce traitement n'existe pas. C'est bien le traitement thermique externe qui agit seul. Il est à remarquer en outre que le degré de température appliqué oscille généralement entre 45° et 50°.

Ces faits établis, ne peut-on admettre que sous une influence thermique favorable, les leucocytes se fortifient, redoublent d'energie dans leur lutte contre le microorganisme très supposable du rhumatisme, lui donnent la chasse dans l'économie et arrivent, soit à l'absorber, soit à l'expulser en partie par les émonctoires naturels ?

En résumé, les méthodes thérapeutiques antiparasitaires, n'introduiront peut être pas en apparence des modifications profondes dans les pratiques thermales, en réalité, il y aura des explications, des vues, des principes nouveaux qui règleront la conduite des traitements; les nuances insensibles qu'ils apporteront feront souvent varier du tout au tout la portée de ces traitements et les résultats thérapeutiques eux-mêmes.

III

Rôle antiparasitaire des silicates alcalins dans les eaux minérales de Sail-les-Bains (Loire). — Nous avons montré précédemment combien l'étude thérapeutique antiparasitaire était peu avancée en ce qui concerne les eaux minérales.

Nous serions cependant injuste si nous ne signalions pas les travaux de M. Niepce père, qui ont eu pour but de faire connaître l'action nocive des eaux d'Allevard sur le bacille de la tuberculose.

Mais c'est principalement sur les eaux silicatées de Sail-les-Bains que nous désirons attirer l'attention aujonrd'hui.

Cette station est la première en France qui ait eu la prétention de posséder des eaux antiparasitaires.

Dès 1858, nous prouvions que les résultats thérapeutiques obtenus par ces eaux étaient dus à l'action de la silice et des silicates qui entrent dans la composition de la source Duhamel.

C'était l'époque où Davaine soupçonnait à peine que les bâtonnets qu'il avait entrevus dans le sang des animaux morts du charbon fussent la cause même de la maladie et Pasteur en était à ses premières communications sur le rôle des microbes dans les fermentations.

Inutile de dire que nous étions loin de nous douter de l'action antifermentescible des silicates alcalins, ce n'est que plus tard que les travaux de Dumas, de Rabuteaux, de Papillon, de Picot ont prouvé les propriétés antiseptiques des silicates sur les fermentations alcooliques, amygdaliques et sinapisiques. A l'Académie des sciences, en décembre 1873, MM. Rabuteau et Papillon ont fait une deuxième communication dans laquelle, après avoir énuméré les résultats cliniques obtenus par MM. Marc Sée, Dubreuil, Gontier, etc., ils s'expriment ainsi :

« *Le silicate de soude, aussi bien dans l'organisme que dans le laboratoire et sous l'objectif du microscope, détruit, en temps variable, les globules de pus, les parasites microscopiques, les particules et les corpuscules organisés qui provoquent les corruptions de toutes sortes ; et cette action s'exerce à des doses très faibles. Nous pensons qu'il mériterait d'être spécialement expérimenté dans certaines maladies de peau.*

Vers la même époque, M. Picot lut à l'Académie des sciences une note sur les propriétés antifermentescibles du silicate de soude :

« *Ce sel arrête d'une manière certaine, et même à*

petite dose, la fermentation putride; il retarde égale-
ment les autres fermentations. Il s'oppose à la fer-
mentation du glucose de la matière glucogène du foie;
il est par conséquent très utile dans les maladies de
cet organe, ainsi que dans le **diabète** *; il est encore*
d'une grande efficacité dans le traitement des écoule-
ments génitaux chez les malades des deux sexes. »

Ces découvertes ne pouvaient passer inaperçues pour
des observateurs qni s'évertuaient depuis tant d'années
à déterminer le rôle interne de la silice et des silicates
dans les eaux minérales.

Il ne leur fut pas difficile de reconnaître que les eaux
de Sail-les-Bains, qui sont franchement silicatées, de-
vaient leurs propriétés à l'action antifermentescible de
la silice et des silicates qu'elles contiennent.

Depuis lors, l'esprit des traitements n'a plus varié au-
près de ces thermes; il est complètement dirigé par
l'idée de parasitisme.

La méthode d'antisepsie externe est appliquée à toutes les affections locales entachées de microbisme, et la
méthode d'antisepsie interne à toutes les maladies
chroniques réellement parasitaires ou par induction
provisoirement parasitaires.

La méthode auxiliaire, pour renfoncer l'action des
éléments anatomiques de combat est, suivant les cas,
employée seule ou concurremment avec la méthode d'antisepsie interne.

Le tableau synoptique des observations recueillies
par M. Baranger et par nous-même, fournit sur la spécialisation des eaux silicatées les renseignements les
plus instructifs.

Leur grand succès est dans l'*herpétisme*, une diathèse qui comme la tuberculose deviendra parasitaire demain.

L'antisepsie externe faite par les irrigations prolongées à la source silicatée Duhamel guérit, la chose est commune, les plaies anciennes variqueuses, les eczémas rebelles des mains, et la plupart des éruptions chroniques de la face et des parties génitales de la femme.

Deux malades atteints de lupus de la face, traités par les moyens ordinaires, y compris la cautérisation au fer rouge, ont été guéris en moins de 20 jours par l'application externe des eaux silicatées.

Les *catarrhes, ulcérations, irritations et engorgements du col utérin* comptent 96 guérisons, 84 améliorations, 20 résultats nuls.

Les *brightiques* auraient-ils de la parenté avec les microbiques ? il y a 9 guérisons plus ou moins réelles, 13 améliorations, 3 insuccès.

Un cas de *cachexie pachydermique* s'est présenté à notre observation pendant la saison dernière, les eaux silicatées ont ramené la malade à d'excellentes conditions de santé. Ce fait, s'il peut être suivi, sera publié plus tard.

Un grand nombre d'observations mettent en évidence l'amélioration des diabétiques et les effets très marqués dans le *rhumatisme*, la *gravelle* et la *goutte*.

Quant aux *dyspepsies*, elles bénéficient de l'action profondément sédative des eaux sur *les affections nerveuses*. Cette action n'est pas de nature parasitaire : elle est attribuée au gaz azote et à la silice gélatineuse qui se trouvent en dissolution dans les mêmes eaux silicatées.

En résumé, les eaux silicatées de Sail-les-Bains sont

antifermentescibles ; leur étude se trouve actuellement engagée dans la voie inaugurée par Pasteur et son école ; les résultats pratiques paraissent évidemment influencés par l'application des méthodes thérapeutiques antiparasitaires. Ces eaux appellent une attention sérieuse sur elles à cause de leur caractère exceptionnel.

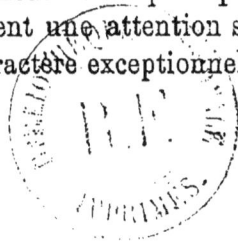

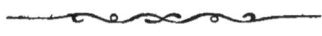

www.ingramcontent.com/pod-product-compliance
Lightning Source LLC
Chambersburg PA
CBHW060509200326
41520CB00017B/4966